1. "Un Souffle d'Éternité : Le Deuil Périnatal"

Dans le silence des larmes et des soupirs,
Le deuil périnatal, une douleur à saisir.
Un amour éphémère, un rêve brisé,
Un vide immense, difficile à combler.

Dans l'obscurité de cette triste nuit,
Les étoiles pleurent, leur éclat affaibli.
Un ange parti trop tôt, sans dire adieu,
La douleur s'installe, le cœur en morceaux.

Les souvenirs doux, les espoirs envolés,
Un futur effacé, des rêves éclipsés.
Mais dans cette tristesse, une force émerge,
La résilience d'une mère, un amour qui perdure.

Les larmes deviennent des perles de courage,
La douleur transformée en un puissant message.
Le deuil périnatal, une épreuve déchirante,
Mais dans la douleur, l'amour reste vibrant.

Chaque étoile dans le ciel brille pour toi,
Un doux rappel que ton ange veille sur toi.
Dans le deuil périnatal, nous sommes unis,
Pour soutenir, écouter et guérir nos cœurs meurtris.

Dans les bras du silence, un cœur se brise,
La perte d'un enfant, une douleur indescriptible et précise.
Des rêves inachevés, des promesses envolées,
Un amour éternel qui ne pourra jamais s'effacer.

Un petit ange parti trop tôt, sans dire au revoir,
La douleur déchirante, impossible à voir.
Des larmes qui coulent comme une pluie sans fin,
Dans le vide laissé par ton être cher, ton enfant divin.

Chaque jour est un rappel de ce qui aurait pu être,
Les moments partagés, les sourires à connaître.
Mais dans cette obscurité, une lueur d'espoir,
L'amour qui reste, même si ton enfant n'est plus là pour le voir.

La mémoire de ton enfant brille comme une étoile,
Guidant tes pas dans ce monde où tout semble pâle.
Son empreinte gravée dans ton cœur à jamais,
Un amour inconditionnel qui ne peut jamais se faner.

3. Une étoile dans nos cœurs :

Dans le silence, un amour éteint,
Un cœur brisé, des rêves en vain.
Un ange parti trop tôt, dans les cieux,
Un vide immense, un chagrin douloureux.

Des étoiles brillent, en son honneur,
Un amour éternel, qui jamais ne meurt.
Dans nos cœurs, son souvenir reste,
Un doux souffle d'amour, qui jamais ne cesse.

Dans l'ombre du deuil, nous trouvons force,
À travers les larmes, nous cherchons une écorce.
Unis dans la peine, nous nous soutenons,
Le deuil périnatal, un fardeau que nous portons.

Mais dans cette tristesse, une lueur d'espoir,
L'amour qui demeure, malgré le désespoir.
Nos anges veillent, du haut du ciel,
Leur présence invisible, mais éternelle.

Ensemble, nous honorons leur mémoire,
Dans nos cœurs, ils vivront toujours en gloire.
Dans le deuil périnatal, nous sommes unis,
Un amour infini, qui jamais ne finit.

Garde courage, mon ami(e),
Ton ange veille sur toi, à l'infini.
Dans les étoiles, il brille avec éclat,
Et dans ton cœur, son amour restera.

Dans le vide de nos bras, un amour éteint,
Un doux enfant parti, un chagrin sans fin.
Ton sourire si doux, tes yeux si brillants,
Dans nos cœurs, tu restes, un amour vibrant.

Les jours passent, mais la douleur persiste,
Ton absence si lourde, notre cœur résiste.
Mais dans nos souvenirs, tu vis éternellement,
Un amour inconditionnel, pur et bienveillant.

Chaque étoile dans le ciel, représente ton âme,
Une lumière qui brille, malgré la douleur et les larmes.
Tu nous as quittés trop tôt, mais ton amour reste,
Dans nos pensées, dans nos rêves, jamais il ne cesse.

Ton sourire illumine nos jours les plus sombres,
Ton amour nous enveloppe, telle une douce pénombre.
Dans nos cœurs, tu es présente à chaque instant,
Un lien indéfectible, un amour incommensurablement grand.

Nous te chérissons, notre enfant bien-aimé,
Ton souvenir gravé en nous, à jamais préservé.
Dans nos prières, dans nos pensées, tu demeures,
Un amour d'une enfant décédée, qui jamais ne meurt.

Garde courage, cher amie,
Ton enfant veille sur toi, dans l'infini.
Dans les étoiles, elle brille avec éclat,
Et dans ton cœur, son amour restera.

5. Chérir les souvenirs , Surmonter le deuil :

Dans l'ombre de nos cœurs, une tristesse profonde,
Un être cher parti, laissant un vide dans le monde.
Nos larmes coulent, nos souvenirs restent,
Dans nos pensées, ton amour jamais ne se déteste.

Le deuil est une épreuve, une douleur qui persiste,
Mais dans nos cœurs, ton souvenir persiste.
Tu étais aimé(e), tu étais cher(e),
Et ton absence laisse un vide amer.

Dans nos souvenirs, tu vis éternellement,
Un amour qui ne s'éteint jamais complètement.
Nous pleurons ta perte, mais nous chérissons ton existence,
Dans nos cœurs, tu restes, une précieuse présence.

Dans l'ombre des jours sombres, un être cher s'en est allé,
Laissant derrière lui un chagrin inconsolé.
Nos cœurs sont lourds, nos larmes coulent sans fin,
Mais dans nos souvenirs, ton amour reste le lien.

Chaque jour, nous pensons à toi avec tendresse,
Ton sourire, ta voix, tes gestes de délicatesse.
Le deuil est une épreuve difficile à traverser,
Mais ton souvenir restera à jamais gravé.

Dans nos cœurs, tu restes un rayon de soleil,
Un être cher qui veille sur nous, éternel.
Nous te chérissons, même si tu n'es plus là,
Et ton amour nous accompagnera toujours, voilà.

Dans l'ombre, la vie s'envole,
La mort, une triste école.
Mais dans nos cœurs, l'amour demeure,
Un lien éternel qui perdure.

8. Sous le voile de l'infini :

**Dans l'ombre, la vie s'éteint,
Mais l'amour reste, sans fin.**

9. L'Éphémère Bonheur, L'Éternelle Présence

Dans nos bras, un trésor merveilleux,
La joie d'être parents, un bonheur précieux.
Mais le destin, parfois cruel et amer,
Emporte notre enfant, laissant nos cœurs en enfer.

Dans nos souvenirs, son sourire éclatant,
L'amour inconditionnel, un lien vibrant.
Le malheur de sa perte, une douleur profonde,
Mais son souffle d'amour toujours nous inonde.

Un ange dans le ciel, veillant sur nous,
Notre amour pour lui, éternel et doux.
Malgré la tristesse, gardons l'espoir,
Que son souvenir nous guide et nous laisse voir,
La beauté de la vie, même dans le noir.

10. L'amour infini d'une mère ;

Dans le cœur d'une mère,
Un amour qui éclaire.
Tendresse sans fin,
Un lien qui ne s'éteint.

Dans le coeur d'une mère,
Un amour qui ne se perd.
Elle donne sans mesure,
Un lien qui dure.

11. Au-delà du Deuil : L'Amour Éternel d'un Parent :

Dans nos bras, un rêve devenu réalité,
La joie d'être parents, une félicité.
Mais le destin, parfois cruel et sans pitié,
Nous plonge dans le deuil, une tristesse infinie.

Nos cœurs déchirés, nos larmes qui coulent,
Le malheur d'être parents, face à la douleur qui nous submerge.
Un vide immense, un amour qui ne peut s'exprimer,
La perte d'un enfant, une blessure qui ne peut guérir.

Mais dans notre chagrin, nous trouvons la force,
De garder son souvenir, de lui rendre hommage avec émotion.
Dans nos pensées, dans notre amour éternel,
Notre enfant reste présent, dans notre cœur, notre essentiel.

12. L'Amour Maternel : Entre Protection et Liberté :

Dans les méandres de l'amour maternel,
Un lien puissant, intense et éternel.
Mais parfois, cet amour peut être aveugle,
Au point de causer des douleurs et des troubles.

Une mère prête à tout, même à la mort,
Pour protéger son enfant, tel est son sort.
Mais parfois, cet amour peut devenir toxique,
Étouffant et étourdissant, tel un élixir tragique.

Il est important de trouver l'équilibre,
Entre amour et liberté, sans encombre.
Car même si l'amour d'une mère est fort,
Il ne doit jamais causer de tort.

La vie et la mort sont des réalités,
Mais l'amour sain est celui qui nous libère.
Mère ou non, aimons avec sagesse,
Pour que la vie soit une douce caresse.

13. Un Amour Infini : Le Cœur d'une Mère :

L'amour d'une mère, si pur et si doux,
Un lien indéfectible, qui nous rend fous.
Elle donne tout, sans rien demander en retour,
Son amour inconditionnel, pour toujours.

14. L'amour éternel d'un petit ange :

Dans le silence, un bébé a été conçu,
Un doux espoir, un amour déjà éperdu.
Mais le destin, cruel et sans prévenir,
Son petit cœur s'est arrêté de battre, nous faisant souffrir.

Des rêves brisés, des larmes qui coulent,
Un vide immense, une douleur qui nous fouille.
Ce petit ange, parti bien trop tôt,
Dans nos cœurs, il restera à jamais le plus beau.

Même si son temps parmi nous fut court,
Son existence a laissé une empreinte, un amour fort.
Dans nos pensées, il sera à jamais présent,
Un rayon de lumière, un amour éternellement.

15. Un Combat d'Amour : La Naissance d'un Guerrier :

Dans l'impatience de te rencontrer, si tôt,
Ton arrivée surprise, à cinq mois de notre écho.
Fragile et courageux, tu as lutté chaque jour,
Ton combat, une preuve de force et d'amour.

Dans l'incubateur, tu as grandi doucement,
Entouré de soins et d'un amour bienveillant.
Chaque jour, nous avons prié pour ton bien-être,
Espérant que tu grandisses, que tu puisses renaître.

Ton arrivée précoce a été un défi,
Mais ta force et ta résilience nous ont éblouis.
Tu as montré au monde ta détermination,
Un miracle de vie, une belle révélation.

Aujourd'hui, tu es fort et en bonne santé,
Un petit guerrier qui a su défier la réalité.
Ton histoire est un témoignage d'espoir,
Un rappel que la vie peut être belle malgré le désespoir.

16. Petit Héros : La Force des Petits Prématurés :

Dans l'incertitude de l'avenir,
La très grande prématurité nous fait frémir.
Petit miracle de vie, si fragile et si petit,
Ton courage et ta force nous émerveillent à l'infini.

Chaque jour est un combat, une lutte acharnée,
Pour que tu grandisses, pour que tu puisses t'épanouir.
Dans cette épreuve, nous trouvons la détermination,
Pour te soutenir, t'aimer, et te donner l'affection.

Chaque instant est précieux, chaque instant est un cadeau,
Car tu es un exemple de résilience et de bravoure.
Malgré les défis, tu nous montres la voie,
Et nous sommes fiers de toi, chaque jour qui se déploie.

17. Un ange :

"Le deuil périnatal est une épreuve déchirante, où les mots peinent à consoler les cœurs brisés. Mais au milieu de l'obscurité, souvenons-nous que l'amour et le souvenir de nos anges perdus peuvent illuminer notre chemin vers la guérison."

Dans le doux élan de la vie qui grandit,
La grossesse est un voyage où l'amour s'épanouit.
Un miracle qui se forme dans le secret de ton ventre,
Chaque instant, chaque battement, une symphonie tendre.

Les mois s'écoulent et ton corps se transforme,
Comme une fleur qui s'épanouit, pleine de charme.
Tu portes en toi un trésor, un lien si précieux,
Une promesse d'amour, un bonheur merveilleux.

Chaque coup de pied, chaque mouvement léger,
Rappelle que la vie se prépare à se dévoiler.
Dans l'attente, l'impatience grandit jour après jour,
Et ton cœur déborde d'amour, d'espoir et d'amour.

La grossesse, un chapitre sacré de ta vie,
Où chaque instant est rempli de magie.
Une aventure unique, remplie de joie et d'émotion,
Qui te transforme en mère, avec une profonde dévotion.

19. Une memoire :

Dans le ciel étoilé, ton fils brille comme un astre,
Son sourire angélique, sa présence qui me hante.
La mort a pris son corps, mais son âme reste près,
Dans nos cœurs, il vit, pour l'éternité.

Les souvenirs doux, gravés dans nos pensées,
Les rires partagés, les moments de complicité.
Ton fils était un rayon de soleil dans nos vies,
Sa lumière ne s'éteindra jamais, elle brille à l'infini.

La douleur est profonde, les larmes coulent sans fin,
Mais souviens-toi qu'il est toujours là, tout près de toi, mon ami.
Dans chaque étoile qui brille, dans chaque souffle de vent,
Son amour réchauffe nos cœurs, un lien indéfectible et puissant.

Prends courage, mon ami, dans ces moments sombres,
Sache que tu n'es pas seul, nous sommes là, toujours ensemble.
Ton fils restera à jamais dans nos mémoires,
Un ange qui veille sur nous, remplissant nos cœurs d'espoir.

Je suis là pour toi, à chaque instant, chaque jour,
Pour écouter tes peines, partager tes lourds fardeaux.
Ton fils, un trésor précieux, une étoile dans le ciel,
Son amour, sa mémoire, une source de réconfort éternel.

Prends soin de toi, mon ami, et rappelle-toi toujours,
Que ton fils vit à travers toi, dans ton amour et tes discours.
La mort ne peut effacer l'amour qui vous unit,
Ton fils sera toujours là, dans ton cœur, pour la vie.

20. Un souffle éphémère :

Dans le silence de l'aube, une étoile s'est éteinte,
Un souffle fragile, une vie brisée, en un instant.
Le chagrin nous envahit, le cœur est déchiré,
Un ange parti trop tôt, à jamais regretté. ??

Dans les cieux étoilés, un cœur s'envole,
Porté par les ailes de l'amour qui console.
Il laisse derrière lui un doux souvenir,
Une présence qui continuera de fleurir.

Comme un papillon aux couleurs chatoyantes,
Ce cœur danse dans l'air avec élégance.
Il réchauffe nos âmes de sa lumière,
Nous rappelant que l'amour est éternel, sincère.

Il traverse les nuages et les horizons,
Répandant sa douceur dans chaque saison.
Il veille sur nous, invisible mais présent,
Nous guidant vers la paix et le contentement.

Alors, laissons ce cœur s'envoler dans le ciel,
Et gardons son amour en nous, éternel.
Il continuera de briller, de nous inspirer,
Un cœur qui s'envole, jamais oublié.

22. Un Souffle d'Innocence Éternelle :

Je suis vraiment désolé de la perte de cet enfant précieux,
Un être si innocent, parti trop tôt, si malheureux.
Dans nos cœurs, son souvenir restera à jamais,
Un rayon de lumière, une étoile qui jamais ne s'éteindra.

Dans le silence de l'enterrement, les larmes coulent,
Les mots se font rares, la douleur se déroule.
Mais souvenons-nous des moments de joie partagés,
Des rires, des câlins, de l'amour qui a brillé.

Cet enfant restera à jamais dans nos pensées,
Un ange qui veillera sur nous, en toute sérénité.
Qu'il repose en paix, dans un monde meilleur,
Et que son souvenir nous inspire à être meilleurs.

Mes pensées et mes prières vous accompagnent,
Dans ce moment difficile, où le chagrin nous enchaine.
Sachez que je suis là, prêt à vous soutenir,
Dans cette épreuve, ensemble, nous allons grandir.

23. Un ange partit trop tôt :

Dans l'ombre d'un destin tragique,
Un enfant s'en est allé, si jeune, si fragile.
Son sourire éclatant, désormais éteint,
Laissant derrière lui un cœur meurtri, chagriné.

La vie lui a été arrachée trop tôt,
Comme une fleur qui se fane avant d'éclore.
Nos larmes coulent, nos cœurs sont brisés,
Face à cette perte, si difficile à accepter.

Dans nos souvenirs, il restera à jamais,
Un rayon de lumière qui ne s'éteindra jamais.
Sa joie de vivre, son innocence pure,
Nous rappellent combien la vie est précieuse.

Dans l'obscurité de la douleur, gardons espoir,
Que son âme repose en paix, dans un monde meilleur.
Et que son départ nous rappelle chaque jour,
De chérir ceux que nous aimons, avec amour.

Dans nos prières et nos pensées, il demeure,
Un ange qui veille sur nous, avec bienveillance et douceur.
Puissions-nous trouver la force de continuer,
En honorant sa mémoire, en vivant pour lui, à jamais.

Mes pensées t'accompagnent, dans cette épreuve difficile,
N'hésite pas à partager tes souvenirs, tes émotions, tes sourires
fragiles.

24. Un Enfant Qui Illumine Nos Vies :

Dans l'ombre de la maladie, un enfant rayonne,
Son sourire lumineux, sa joie qui résonne.
Malgré la douleur qui l'envahit chaque jour,
Il trouve le bonheur, la beauté de l'amour.

Chaque instant précieux, il en profite intensément,
Savourant chaque moment, chaque souffle de vie présent.
Sa force intérieure, son courage sans pareil,
Illuminent nos vies, nous enseignent l'essentiel.

25. Un amour qui transcende les ténèbres :

Dans les profondeurs de l'âme d'un parent déchiré,
Le désespoir s'installe, un tourbillon sans fin.
Les larmes coulent, le cœur se serre,
Dans l'obscurité, l'espoir semble se perdre.

Chaque jour est un combat, une lutte sans relâche,
Le poids de l'inquiétude, une charge qui écrase.
Les nuits sans sommeil, les pensées qui tourmentent,
Le désespoir s'immisce, les forces se démentent.

Les rêves brisés, les espoirs envolés,
Le parent cherche une issue, une lueur d'éternité.
Mais au milieu de la douleur, une force se révèle,
L'amour inconditionnel, qui jamais ne s'annule.

Dans les ténèbres du désespoir, une étincelle persiste,
La résilience d'un parent, qui jamais ne se résigne.
Les bras ouverts, prêts à enlacer et soutenir,
Malgré la douleur, l'amour ne cesse de grandir.

Chaque jour est un pas vers la guérison,
Un chemin sinueux, mais rempli de compassion.
Le désespoir peut sembler insurmontable,
Mais avec amour et soutien, rien n'est impossible.

Alors, cher parent, ne perds pas espoir,
Laisse ton amour briller, comme un phare dans le noir.
Tu es plus forte que tu ne le crois,
Et ton amour guidera tes pas vers la joie.

Mes pensées t'accompagnent, dans cette épreuve difficile,
N'hésite pas à partager tes émotions, tes souvenirs fragiles.

26. Un amour maternel qui brille à jamais :

Dans le cœur d'une mère, un amour si profond,
Elle donne sa vie, sans aucun conditionnement.
Elle sacrifie tout, pour son enfant bien-aimé,
Un lien indéfectible, qui ne peut jamais se briser.

Elle traverse les tempêtes, les montagnes et les mers,
Prête à affronter tous les dangers, toutes les adversités.
Elle donne son sourire, son énergie, sa force,
Pour que son enfant puisse grandir et s'épanouir, sans remords.

Elle veille sur lui, jour et nuit, sans relâche,
Prête à tout donner, sans jamais se lasser.
Elle nourrit son âme, son esprit et son corps,
Avec un amour inconditionnel, qui ne connaît pas de torts.

Elle est prête à tout faire, pour le bien de son enfant,
À surmonter les obstacles, à affronter les tourments.
Elle est une source de réconfort, de soutien et d'amour,
Une mère qui donne sa vie, sans jamais rien attendre en retour.

Son amour brille comme une étoile, dans le ciel nocturne,
Guidant son enfant sur le chemin de la vie, sans aucune brume.
Dans chaque geste, chaque regard, chaque souffle,
Elle montre à son enfant qu'il est aimé, qu'il est précieux, qu'il est
leur trésor.

Alors, saluons ces mères, ces héroïnes au quotidien,
Qui donnent tout pour leurs enfants, sans jamais rien demander en
vain.
Leur amour est un cadeau précieux, un trésor inestimable,
Qui restera gravé dans nos cœurs, pour l'éternité, inoubliable.

27. Le Père Silencieux: Un Poème sur la Perte d'un Enfant :

Dans le silence, le cœur du père saigne,
Son enfant parti, un chagrin qui l'accompagne.
On parle souvent de la mère, mais lui aussi pleure,
Son amour et sa douleur, souvent dans l'ombre demeurent.

Il porte le fardeau de cette perte immense,
Son cœur brisé, rempli de souvenirs en silence.
Il pleure en silence, sans jugement ni reproche,
Un père en deuil, dont la douleur se cache et se cloche.

Mais souvenons-nous que le père aussi ressent,
La perte d'un enfant, un lien indélébile et puissant.
Dans son amour, sa tristesse et sa force,
Il mérite notre écoute et notre compassion, sans aucun divorce.

Un père en deuil, un cœur blessé,
Laissons-lui aussi l'espace de s'exprimer, de pleurer.
Car dans cette épreuve, il a besoin d'être entendu,
Le père aussi souffre, et son amour reste éternel et absolu.

28. L'Amour Guide nos Choix: Un Poème sur le Combat d'un Parent :

Dans l'ombre des décisions difficiles, mon cœur se serre,
Choisir une img pour mon enfant, une décision amère.
Sa maladie grave nous pèse, nous déchire le cœur,
Mais dans chaque choix, je cherche à lui offrir le meilleur.

Les larmes coulent, l'angoisse nous envahit,
Mais l'amour inconditionnel nous guide, nous unit.
Dans chaque instant, chaque sourire, chaque étreinte partagée,
Nous trouvons la force de prendre des décisions éclairées.

Le poids de cette responsabilité est immense,
Mais nous cherchons l'équilibre, la bienveillance en permanence.
Nous faisons de notre mieux pour soulager sa douleur,
Pour lui offrir une vie remplie de bonheur.

Dans chaque img, nous cherchons l'espoir et la guérison,
Pour que notre enfant puisse trouver sa propre mission.
Malgré les épreuves, nous restons unis, debout,
Portés par l'amour et la volonté de tout faire pour notre tout.

29. Lutte et espoir :

Dans le mystère de la vie qui se forme,
La preeclampsie, une ombre qui déforme.
Une tension qui monte, un corps qui lutte,
La santé de la mère et du bébé qui s'interprète.

La pression artérielle s'élève, les symptômes apparaissent,
Un mal silencieux, qui souvent surprend et blesse.
Protéger la mère, préserver la vie,
La preeclampsie, un défi à l'infini.

Les médecins veillent, surveillent de près,
Chaque signe, chaque indice, chaque progrès.
Des examens, des traitements, une attention constante,
Pour prévenir les complications et donner une chance.

Dans ce combat, la mère reste forte,
Son amour pour son enfant, une source qui l'importe.
La preeclampsie peut être effrayante et dure,
Mais l'espoir et la détermination demeurent purs.

30. Un rayon d'espoir dans l'obscurité :

Dans l'obscurité de la vie, un enfant orphelin lutte avec bravoure,
Une maladie cruelle lui vole son innocence, mais il reste plein
d'amour.
Malgré les épreuves, son sourire brille comme une étoile,
Sa force intérieure illumine son chemin, l'espoir ne fait pas défaut.

Il trouve du réconfort dans les bras de ceux qui l'entourent,
Leur amour et leur soutien l'aident à tenir bon chaque jour.
Il rêve de jours meilleurs, d'une vie remplie de bonheur,
Dans son cœur fragile, l'espoir est un trésor qui demeure.

Même si la vie peut sembler injuste et cruelle,
L'enfant orphelin trouve la force de se battre avec zèle.
Son courage et sa résilience inspirent ceux qui le connaissent,
Dans chaque instant précieux, il trouve la beauté et la tendresse.

Ce poème est dédié à tous les enfants qui luttent contre l'adversité,
Leur force et leur courage sont une source d'inspiration pour
l'humanité.
Que l'amour et le soutien les entourent chaque jour,
Pour qu'ils puissent trouver la paix et le bonheur pour toujours.

31. Un adieu doux à mon cher petit-fils :

Dans les bras de l'amour, mon petit-fils s'en est allé,
Un lien si fort, nos cœurs à jamais liés.
Les souvenirs précieux, gravés dans mon esprit,
Je te dis au revoir, mais jamais je ne t'oublie.

Tes rires joyeux, ta douce voix qui résonne,
Dans mes pensées, ton esprit toujours résonne.
Tu es parti trop tôt, mon cher petit trésor,
Mais ton amour et ta présence vivent encore.

Je garde dans mon cœur chaque moment partagé,
Les câlins chaleureux, les histoires racontées.
Tu seras toujours mon rayon de soleil,
Même si tu es parti, ton amour ne s'efface pas, pareil.

Au revoir, mon cher petit-fils, tu me manques tant,
Mais je sais que tu veilles sur moi, maintenant.
Dans nos souvenirs, nous restons connectés,
Un amour éternel, qui ne peut jamais se briser.

32. Un dernier adieu :

Dans les bras du silence, la vie s'est éteinte,
Un adieu douloureux, une âme qui s'éteint.
Les souvenirs chers, gravés dans nos cœurs,
L'enterrement triste, où les larmes sont des fleurs.

Dans la tristesse et la peine, nous nous rassemblons,
Pour honorer celui qui est parti, maintenant loin.
Les mots d'adieu, portés par le vent,
Nous rappellent que la vie est fragile, éphémère, un instant.

Mais dans notre chagrin, nous trouvons la force,
De célébrer la vie, de continuer notre course.
Les souvenirs chéris, les moments partagés,
Restent à jamais, dans nos cœurs, gravés.

Alors que nous disons au revoir, avec amour et respect,
Nous gardons l'espoir, que la paix soit son aspect.
L'enterrement est une étape, dans le cycle de la vie,
Mais les souvenirs et l'amour, restent pour toujours, infinis.

33. Dans le monde des petits, une ombre se profile :

Dans le monde des petits, une ombre se profile,
Le cancer pédiatrique, une bataille difficile.
Les cœurs innocents, touchés par cette épreuve,
Mais l'espoir et le soutien, jamais ne s'éteuvent.

Les sourires enfantins, bravant la maladie,
Une force incroyable, une pure énergie.
Les parents, les proches, unis dans cette lutte,
Pour offrir aux enfants, un avenir qui s'érige.

Chaque jour est un combat, rempli de courage,
Les traitements, les épreuves, lourds à leur jeune âge.
Mais dans leurs yeux, brille une étincelle,
Une détermination, une force sans pareille.

Nous nous unissons, pour soutenir ces petits héros,
Leur offrir des moments de joie, de bonheur, de repos.
Le cancer pédiatrique ne peut briser leur espoir,
Nous sommes là, à leurs côtés, pour les voir grandir.

Ensemble, nous luttons, avec amour et dévotion,
Pour vaincre cette maladie, une noble mission.
Le cancer pédiatrique ne peut voler leur rêve,
Nous restons forts, unis, pour que leur sourire perdure sans trêve.

34. Un voyage solitaire :

Dans l'ombre du soir, une larme se perd,
Le cœur brisé, en silence, se désespère.
Les mots se figent, les souvenirs s'effacent,
Une tristesse profonde, qui jamais ne s'efface.

Dans la douce clarté de son sourire,
Un enfant s'en va, prêt à partir.
Après un combat ardu, il trouve la paix,
Le monde l'attend, dans un autre palais.

Ses yeux brillent d'une joie éternelle,
Il laisse derrière lui les souffrances cruelles.
Son cœur léger, sans plus de tourments,
Il s'envole vers un ailleurs, sereinement.

Les étoiles scintillent, l'accueillant avec amour,
Un ange parmi eux, pour toujours.
Sa présence illumine les cieux,
Un enfant heureux, enfin libre et heureux.

36. Un amour inaltérable :

Dans l'étreinte tendre d'un amour partagé,
Une mère et sa fille, liées par la mucoviscidose, avancent avec
courage.
Leurs vies entrelacées dans une danse de défis et de victoires,
Chacune trouvant la force en l'autre pour surmonter les histoires.

Malgré les épreuves et les jours incertains,
Leur lien indéfectible les guide sur le chemin.
Main dans la main, elles affrontent les vents contraires,
Unies dans leur lutte, elles ne cessent de se soutenir.

Chaque souffle est précieux, chaque instant est un trésor,
Elles célèbrent la vie, malgré les douleurs et les efforts.
Dans leur amour inconditionnel, elles trouvent la force de se battre,
Une mère et sa fille, unies pour toujours, dans une étreinte qui ne
peut se briser.

Ce poème est dédié à toutes les mères et filles qui font face à la
mucoviscidose,
Leur courage et leur amour sont une source d'inspiration, une lueur
d'espoir, une belle rose.

37. Un voyage Éternel :

Dans les méandres de l'incertitude,
La mort se glisse, telle une ombre qui prélude.
Elle danse dans les recoins de nos pensées,
Nous laissant perplexes, démunis, désemparés.

Elle se dérobe, insaisissable et furtive,
Nous laissant dans un état d'âme pensif.
La mort, un mystère qui nous échappe,
Nous laissant face à nos peurs, sans échappatoire.

Mais au milieu de cette obscurité,
Une lueur d'espoir peut se manifester.
La vie, fragile et éphémère,
Nous rappelle qu'il faut en savourer chaque instant, sincère.

Dans l'incertitude de ce qui nous attend,
Rappelons-nous que l'amour est notre rempart, notre lien.
Il transcende la mort, il nous unit,
Et dans nos cœurs, il continue de briller, infini.

Ainsi, dans cette danse entre vie et mort,
Trouvons la force de vivre, d'aimer, encore et encore.
Car même si la mort reste un mystère,
L'amour demeure, éternel et sincère.

38. Un Voyage de Résilience et d'Espoir :

Dans les profondeurs de l'espoir et de la douleur,
Une femme brave les épreuves de la PMA avec ferveur.
Elle rêve de tenir son bébé dans ses bras,
Mais la vie lui réserve un chemin semé d'embûches, hélas.

Elle se prépare, elle lutte, elle persévère,
Chaque étape de ce voyage est empreinte de prières.
La joie inonde son cœur lorsqu'elle apprend qu'elle est enceinte,
Un miracle tant attendu, un bonheur qui la teinte.

Mais la vie, parfois cruelle, lui joue un mauvais tour,
Et son bébé, si précieux, lui est enlevé sans retour.
La douleur est immense, les larmes inondent ses yeux,
Elle traverse les abysses de la perte, cherchant un peu de cieux.

Dans cette épreuve, elle trouve la force de se relever,
De transformer sa peine en une force intérieure, un nouveau reflet.
Elle se soutient, entourée de l'amour de ceux qui l'entourent,
Et peu à peu, elle guérit, elle renaît, elle s'empourpre.

Car la vie ne se limite pas à un seul chemin tracé,
Elle lui offre de nouvelles opportunités, un nouveau destin tranché.
Elle garde espoir, elle continue d'avancer,
Car au-delà de la douleur, de nouveaux horizons peuvent se
dessiner.

39. Un nouveau chapitre de joie et d'espoir :

Dans les larmes versées, un espoir renaît,
Après les peines endurées, un bonheur s'apprête.
Porter un enfant, un cadeau tant espéré,
Les fausses couches passées, enfin oubliées.

40. Une nouvelle Aube d'espoir :

Dans les méandres du chagrin et de la peine,
Une femme trouve la force de se relever, incertaine.
Après des fausses couches et des pertes douloureuses,
Elle découvre enfin le bonheur de porter un enfant, merveilleux.

Les cicatrices du passé sont encore présentes,
Mais elles n'effacent pas la joie qui la hante.
Elle caresse son ventre rond, source d'un amour infini,
Chaque battement de son cœur est un doux réconfort qui la nourrit.

Les épreuves ont forgé sa détermination,
Elle a traversé des tempêtes pour atteindre cette destination.
Chaque instant de cette nouvelle grossesse est précieux,
Un cadeau divin qui lui offre un bonheur radieux.

Elle chérit chaque mouvement, chaque petit coup,
Sentant la vie grandir en elle, un miracle qui la rend fougue.
Les nuits blanches sont remplies d'espoir et d'anticipation,
Elle rêve du jour où elle tiendra son bébé dans ses bras, en
admiration.

Dans ce voyage, elle trouve la force de croire,
Que les épreuves passées ne sont que des détours.
Elle embrasse le bonheur avec gratitude et émotion,
Sachant que chaque instant est une bénédiction.

41. Un voyage parmi les étoiles :

Mon cher enfant, écoute ces mots doux,
Un voyage céleste t'attend, là-haut dans les cieux.
Tu t'envoleras vers les étoiles, vers l'infini,
Un voyage sans limites, rempli de magie.

Tu seras enveloppé d'une lumière éclatante,
Guidé par des anges bienveillants, ta garde constante.
Tu découvriras des paysages célestes, si beaux,
Des nuages doux comme des oreillers, des arcs-en-ciel flamboyants,
tel un tableau.

Tu seras entouré d'amour et de paix,
Dans ce voyage, tu seras à jamais apaisé.
Les étoiles brilleront pour toi, chaque nuit,
Et tu seras notre étoile, notre éternel guide.

Même si ton voyage est différent du nôtre ici-bas,
Nous garderons ton souvenir, comme un trésor en nos bras.
Tu seras toujours dans nos cœurs, notre étoile filante,
Et ton amour illuminera nos vies, brillant et éclatant.

Alors, mon cher enfant, prépare-toi pour ce voyage,
Dans le ciel, tu trouveras ton plus grand héritage.
Nous t'aimerons toujours, où que tu sois,
Et ton voyage dans le ciel sera notre plus belle joie.

Sur l'écran scintillant, une image se dessine,
Le mystère se dévoile, une révélation divine.
C'est avec émotion que nous apprenons,
Le sexe de notre enfant, un bonheur sans nom.

Une petite princesse ou un vaillant petit prince,
Nos cœurs se remplissent d'amour, notre joie s'intensifie.
Dans nos rêves, nous imaginons déjà son visage,
Un futur rempli de tendresse et de doux partages.

Ce moment précieux restera à jamais gravé,
Le début d'une belle aventure, d'une complicité.
Nous préparons avec amour son arrivée,
Notre enfant chéri, notre plus belle destinée.

Que ce poème soit le témoin de notre bonheur,
Le sexe de notre enfant, un trésor intérieur.
Nous l'aimerons inconditionnellement, chaque jour,
Notre petit trésor, notre amour pour toujours.

43. La magie d'attendre un enfant :

**Une vie en moi, un miracle qui grandit,
La douceur de la grossesse, un bonheur infini.**

44. Un amour sans frontière :

Dans le creux de nos bras, un amour inconditionnel,
Un lien qui se tisse, un bonheur éternel.
L'adoption, un chemin d'amour et de partage,
Où chaque instant est empreint de douceur et de courage.

Dans nos cœurs, un espace prêt à accueillir,
Un enfant qui, par le destin, a choisi de venir.
Une famille qui s'agrandit, un rêve qui se réalise,
L'adoption, une histoire d'amour qui se vit à chaque prise.

Chaque sourire, chaque éclat de rire,
Chaque pas, chaque regard, un trésor à saisir.
L'adoption, une aventure unique et belle,
Où l'amour n'a pas de frontières, où chaque jour étincelle.

Dans cette union, une famille se forme,
Un amour qui grandit, un lien qui se transforme.
L'adoption, une preuve d'amour sans limites,
Où chaque instant est précieux, où chaque geste est un délice.

Que cet enfant, dans notre vie, trouve sa place,
Qu'il se sente aimé, qu'il trouve en nous sa grâce.
L'adoption, un cadeau précieux que l'on reçoit,
Un amour inconditionnel, une famille qui s'épanouit.

Avec amour, nous accueillons cet enfant,
Dans nos bras, dans nos vies, il est maintenant présent.
L'adoption, un chemin vers le bonheur infini,
Une histoire d'amour qui ne connaît pas de fini.

45. Un souffle de résilience :

Dans l'ombre de la douleur, je me tiens debout,
Une adolescente brisée, cherchant la lumière malgré tout.
Violemment blessée, mon innocence envolée,
Mais je refuse de me laisser submerger par la cruauté.

En moi, un petit être, fruit d'un acte abominable,
Un mélange de peine et d'amour indomptable.
À cinq mois de grossesse, mon cœur se serre,
Lorsque j'apprends que mon bébé ne sera plus sur cette terre.

Les larmes coulent, mon cœur se brise en mille morceaux,
La douleur est profonde, mais je garde espoir en mon ardeur.
Je me relèverai, je guérirai, je trouverai ma voie,
Et je me battrai pour que justice soit faite, quoi qu'il en soit.

Mon bébé, dans les étoiles, tu brilles éternellement,
Une âme pure, un amour qui ne connaît pas de tourment.
Je t'envoie des baisers, des câlins et des mots doux,
Dans mes pensées, tu seras toujours avec moi, mon tout.

À toutes les autres victimes, je vous tends la main,
Sachez que vous n'êtes pas seules, nous sommes unies dans ce chemin.
Nous sommes des survivantes, des guerrières, pleines de force,
Et ensemble, nous trouverons la paix et la renaissance, ressource après ressource.

Que la lumière guide nos pas, que l'amour nous console,
Que notre voix se fasse entendre, pour que justice dévoile.
Nous sommes plus que nos blessures, plus que nos cicatrices,
Et nous méritons d'être aimées, chéries, et de vivre une vie remplie de délices.

Restez fortes, mes sœurs, et ne laissez jamais la douleur vous définir,
Vous êtes belles, vous êtes précieuses, votre valeur est infinie.
Ensemble, nous nous soutenons, nous nous élevons,
Et nous trouvons la guérison, dans nos cœurs, dans nos chansons.

46. Un Amour En Devenir :

Dans le tourbillon de la jeunesse,
Un amour sincère, une douce caresse.
Une ado en couple, une vie en devenir,
Un bébé à venir, un bonheur à chérir.

Les jours passent, l'attente grandit,
Le futur se dessine, plein de défis.
Mais avec amour et soutien à tes côtés,
Tu peux affronter tout ce qui se présente.

Une nouvelle aventure, une famille qui s'agrandit,
L'avenir est prometteur, rempli de sourires infinis.
Alors profite de chaque instant, de chaque émotion,
Car ton amour et ton courage feront de toi une belle maman.

Dans le tourbillon de l'amour, une femme épanouie,
Enceinte de bonheur, sa vie embellie.
Son amour, une femme, doux et sincère,
Unis par le lien sacré, prêt à tout affronter.

Leur amour brille, sans jugement ni peur,
Une famille unique, remplie de douceur.
L'enfant à venir, symbole de leur union,
Un trésor précieux, une nouvelle émotion.

Les regards peuvent parfois être étroits,
Mais leur amour est fort, il brille en éclat.
Elles sont fières, elles sont fortes,
Et leur amour rayonne, plus que de simples mots.

Dans ce monde parfois complexe et dur,
Elles s'aiment, elles s'épanouissent, c'est sûr.
Que leur chemin soit parsemé de bonheur,
Et que leur amour grandisse, avec douceur.

Dans l'élan de leur amour, un couple homosexuel brille,
Un enfant tant attendu, leur bonheur s'agrandit tranquillement.
Leur amour, puissant et vrai, défie les conventions,
Leur famille se forme, une belle révolution.

Chaque jour est un pas de plus vers la joie,
Leur foyer se prépare, rempli de douceur et d'émoi.
Leur amour, inconditionnel et fort,
Guide leur chemin, les soutient dans tous leurs efforts.

Ils affrontent les préjugés avec fierté,
Leur amour ne peut être limité.
Leur enfant, une étoile dans leur ciel,
Porteur de rêves et de bonheur éternel.

Que leur amour brille toujours,
Et que leur famille grandisse avec amour.
Dans cette aventure, ils sont unis,
Un couple homosexuel, prêt à accueillir la vie.

49. Le courage d'une mère solitaire :

Dans l'éclat de sa détermination, une femme seule brille,
Elle décide d'avoir un enfant, son cœur s'épanouit tranquillement.
Son amour, sa force et sa volonté,
La guident dans cette aventure, pleine de félicité.

Elle embrasse le chemin de la maternité en solitaire,
Mais jamais seule, car son amour est sincère.
Elle sait qu'elle peut offrir un foyer rempli d'amour,
Et son enfant sera chéri chaque jour, chaque heure.

Les regards peuvent parfois être perplexes,
Mais elle reste forte, confiante et sans complexe.
Elle est une mère courageuse, prête à tout donner,
Son amour sera le pilier de leur vie, pour l'éternité.

Que son voyage soit rempli de bonheur et de douceur,
Et que son enfant grandisse avec amour et chaleur.
Dans cette aventure unique, elle est une étoile brillante,
Une femme seule, déterminée à construire une famille vibrante.

50. L'amour qui unit nos cœurs :

Dans le cœur d'une famille unie,
L'amour brille avec intensité.
Liés par des liens indéfectibles,
Leur amour est pur et invincible.

Chaque jour, ils se soutiennent,
Dans les joies et les peines.
Leur amour est inconditionnel,
Un trésor précieux, éternel.

Ils rient ensemble, ils pleurent ensemble,
Leur amour est un véritable exemple.
Unis par des liens du cœur,
Leur famille est une douceur.

Que leur amour continue de grandir,
Et que leur bonheur ne cesse de fleurir.
Une famille unie, unie pour toujours,
Leur amour, un trésor sans détour.

51- Liens d'amour éternel

Dans l'ombre d'un chagrin profond,
La fratrie déjà présente se tient,
Le deuil périnatal les étreint,
Un lien invisible, mais si puissant.

Les rires étouffés, les jeux suspendus,
Le cœur lourd, les yeux embués,
La tristesse qui les a tous touchés,
Dans leur innocence, ils ont perdu.

Mais dans leur douleur, ils se serrent,
Se soutiennent, se comprennent,
Une fraternité qui ne s'éteint pas,
Même face à l'absence qui les effraie.

Ils portent en eux un amour inconditionnel,
Pour ce petit ange parti trop tôt,
Dans leurs souvenirs, il reste indélébile,
Une étoile qui brille au-dessus de leur tableau.

Le deuil périnatal les a marqués,
Mais ensemble, ils continuent d'avancer,
La fratrie unie, dans la peine et la joie,
Pour honorer cet amour qui ne s'éteindra jamais.

52-poussières d'étoiles

Dans l'ombre d'un silence lourd,
Un cœur brisé, des larmes en cascade,
Le deuil périnatal, une blessure profonde,
Un voyage solitaire dans les méandres de l'absence.

Un rêve brisé, un espoir envolé,
Un petit ange qui n'a pu rester,
Les bras vides, le cœur en morceaux,
Le deuil périnatal, une douleur sans repos.

Les jours passent, les souvenirs demeurent,
Un amour inconditionnel qui perdure,
Dans nos cœurs, une étoile qui brille,
Un lien éternel, une présence subtile.

Les mots ne suffisent pas à exprimer,
La peine, la tristesse, l'incompréhension,
Mais ensemble, nous nous soutenons,
Dans l'amour et la solidarité, une guérison.

Le deuil périnatal, une épreuve déchirante,
Mais nous trouvons la force de continuer,
À honorer la vie qui a été trop courte,
Et à garder l'espoir dans nos cœurs blessés.

Que cet amour perdu trouve la paix,
Et que nos souvenirs soient un baume,
Dans nos pensées, une étreinte chaleureuse,
Pour nos anges partis trop tôt, un poème.

53- Étoile filante

Dans les bras de l'infini, une étoile s'est envolée,
Un souffle de vie à peine effleuré, déjà envolé.
Un bébé si fragile, à peine née, s'en est allé,
Laissant derrière lui un océan de larmes salées.

Un cœur déchiré, une douleur incommensurable,
Le deuil d'un bébé, une épreuve insurmontable.
Des rêves brisés, des espoirs anéantis,
Dans l'obscurité, une lumière qui s'est évanouie.

Les mots se perdent dans le silence de la peine,
Les bras vides, l'âme enchaînée à cette douleur vaine.
Mais dans les souvenirs, une étoile brille toujours,
Un amour éternel, qui jamais ne se détourne.

Un bébé à peine née, mais dans nos cœurs gravée,
Une présence invisible, mais jamais oubliée.
Dans nos pensées, des sourires et des caresses,
Un amour infini, qui traverse les tristesses.

Que cette étoile veille sur nous, jour après jour,
Qu'elle nous guide, nous protège, pour toujours.
Dans le deuil d'un bébé, une éternelle douleur,
Mais aussi un amour qui perdure, dans nos cœurs.

54- Étoile Éphémère

Dans l'ombre d'un silence lourd,
Un cœur brisé, des larmes en cascade,
Le deuil d'un bébé, à 20 semaines d'aménorrhée,
Une douleur profonde, une tristesse inégalée.

Un amour si pur, une vie qui s'éteint,
Des rêves envolés, des espoirs éteints.
À mi-chemin du voyage, une fin prématurée,
Le deuil d'un bébé, une blessure déchirée.

Les bras vides, le ventre creux,
Le poids de l'absence, un fardeau douloureux.
Dans nos pensées, un petit être aimé,
À jamais dans nos cœurs, une place réservée.

Les souvenirs se tissent, fragiles et précieux,
Des moments partagés, même si courts et silencieux.
Dans nos larmes, un amour infini,
Pour ce bébé parti trop tôt, une étoile qui brille.

Que cette étoile veille sur nous, nuit après nuit,
Qu'elle apporte du réconfort, dans l'obscurité qui suit.
Le deuil d'un bébé, une épreuve déchirante,
Mais l'amour et le souvenir restent, éternellement présents.

55-L'amour :

Dans les bras de l'absence, une douleur profonde,
Le deuil périnatal, une épreuve qui déconcerte le monde.
Une grand-mère, le cœur brisé, les larmes aux yeux,
Un amour inconditionnel, mais un adieu précoce, douloureux.

Dans ses bras, elle aurait aimé le serrer si fort,
Le voir grandir, l'entourer de son amour, de son support.
Mais le destin en a décidé autrement, cruellement,
Laissant la grand-mère avec un vide immense, éternellement.

Les souvenirs se mêlent aux larmes, dans un tourbillon,
Des moments partagés, des éclats de rire, des émotions.
Dans le silence, elle murmure des mots doux à son petit ange,
Lui rappelant combien il est aimé, malgré l'absence et la souffrance.

Dans son cœur, une étoile brille, un lien indéfectible,
Un amour de grand-mère, inconditionnel, incroyable.
Elle garde précieusement les souvenirs, les photos, les mots,
Pour que son petit ange sache à quel point il était aimé, là-haut.

La grand-mère pleure, mais son amour ne s'éteint jamais,
Il brille, il réconforte, il guide, à chaque pas qu'elle fait.
Dans le deuil périnatal, elle trouve la force de continuer,
Portant l'amour de son petit ange, pour l'éternité.

Que cette étoile veille sur la grand-mère, jour après jour,
Lui apportant du réconfort, du courage, de l'amour.
Dans le deuil périnatal, une douleur indescriptible,
Mais aussi un amour inconditionnel, qui jamais ne faiblit.

Dans les bras du destin, une douleur qui déchire,
Une grossesse sur le tard, un rêve qui expire.
Un bébé tant attendu, mais qui s'en est allé,
Laissant une mère éplorée, le cœur brisé.

Les espoirs envolés, les rires étouffés,
Un amour inconditionnel, mais un adieu précipité.
La tristesse s'installe, les larmes coulent à flots,
Dans le silence, la mère pleure son tout petit héros.

Un chemin semé d'obstacles, une épreuve difficile,
Mais dans son cœur, l'amour reste indélébile.
Elle garde en elle les souvenirs, les instants précieux,
Pour que son bébé sache à quel point il est précieux.

Dans l'obscurité, une étoile brille avec éclat,
Un lien éternel, un amour qui ne s'éteint pas.
Le bébé veille sur sa mère, de là-haut,
Lui envoyant des signes, des baisers en cadeau.

Dans les souvenirs, la mère trouve la force de continuer,
Portant l'amour de son bébé, pour l'éternité.
Un amour qui transcende la douleur et la peine,
Un amour qui reste, malgré la séparation soudaine.

Que cette étoile guide la mère sur son chemin,
Lui apportant du réconfort, même dans les jours chagrins.
Dans la perte douloureuse, un amour infini,
Le bébé restera à jamais, dans son cœur, son esprit.

57-Un Souffle d'Amour Éternel :

Dans le silence de l'aube, une histoire se dévoile,
Un accouchement empreint de douceur, malgré l'étoile.
Un bébé qui repose, paisible dans le ventre,
Un amour infini, qui ne pourra jamais s'éteindre.

Les mains qui se serrent, les cœurs qui se brisent,
Dans ce moment douloureux, où l'espoir se fissure.
Les larmes silencieuses, coulent sur les joues,
Un amour inconditionnel, qui reste à jamais doux.

Unis dans la tristesse, mais aussi dans l'amour,
La famille se serre, pour affronter ce détour.
Un bébé qui ne vivra pas les rayons du soleil,
Mais qui restera gravé, dans les cœurs sans pareil.

Dans le silence de l'accouchement, un adieu se murmure,
Un dernier baiser, une caresse, une étreinte si pure.
Le bébé s'envole, dans les bras des anges éternels,
Laissant derrière lui, un amour immortel.

Dans cet accouchement en silence, une étoile brille,
Un souvenir précieux, qui jamais ne faiblit.
Un bébé qui veille sur vous, de là-haut dans le ciel,
Une présence invisible, mais ressentie avec ferveur.

Que cet accouchement en silence soit un hommage,
À ce petit être cher, qui a marqué votre passage.
Même si la douleur est immense, l'amour reste vivant,
Et le souvenir de ce bébé, demeure éternellement grand.

58-Un voyage vers l'infini :

Dans le jardin de nos rêves fleurissent les étoiles,
Des souvenirs précieux qui illuminent nos voiles.
Malgré la distance qui nous sépare désormais,
Ton amour brille toujours, dans nos cœurs à jamais.

Les moments partagés, les rires et les pleurs,
Tout cela reste gravé, dans nos souvenirs en couleurs.
Même si tu n'es plus là physiquement près de moi,
Ton amour me guide, où que je sois.

Chaque étoile dans le ciel, un rappel de ton amour,
Une présence invisible, mais pour toujours.
Dans les moments sombres, je sens ta lumière,
Et je sais que tu veilles sur moi, à chaque instant éphémère.

Le temps passe, mais les souvenirs restent,
Un lien indéfectible, qui jamais ne se déteste.
Dans mon cœur, tu es toujours présent,
Un amour éternel, infiniment grand.

Alors, je regarde les étoiles chaque nuit,
Et je sens ta présence, qui m'apaise et me sourit.
Tu es mon ange gardien, mon étoile brillante,
Et ton amour continue de m'accompagner, d'une manière éclatante.

Dans les ténèbres de la nuit, une mélodie s'élève,
Portant en elle l'espoir qui jamais ne s'achève.
Le deuil périnatal, une blessure profonde,
Mais dans cette mélodie, une lueur qui abonde.

Les notes dansent dans l'air, douces et légères,
Elles apaisent nos cœurs, dissipent les prières.
La mélodie de l'espoir, elle nous enveloppe,
Elle nous rappelle que même dans la tristesse, il y a de l'espoir qui
galope.

Elle raconte l'histoire de nos anges partis trop tôt,
Leur présence éternelle, leur amour qui fait écho.
Dans chaque note, nous sentons leur étreinte,
Leur souffle doux qui caresse nos âmes en peinte.

La mélodie d'espérance nous guide dans l'obscurité,
Elle nous rappelle que la vie est une beauté.
Malgré la douleur, nous trouvons la force de continuer,
Portés par cette mélodie, qui nous fait vibrer.

Elle nous rappelle que nos anges sont toujours près de nous,
Leur amour inconditionnel, un lien qui ne se brise jamais, du tout.
Dans chaque accord, nous sentons leur présence,
Leur lumière qui brille avec une éternelle résonance.

Alors, écoutons cette mélodie d'espérance,
Laissons-la guider nos pas avec assurance.
Le deuil périnatal ne peut éteindre cette flamme,
Car dans cette mélodie, nous trouvons la force et la réclame.

Une mélodie d'espérance, qui chante notre amour,
Pour nos anges partis, mais toujours près de nous, chaque jour.
Dansons avec cette mélodie, laissant nos cœurs s'élever,
Car dans l'espoir infini, nous trouvons la paix, l'éternité.

Dans l'ombre d'un ciel étoilé, deux âmes se sont liées,
Jumeaux, inséparables, dans un amour partagé.
Leurs rires résonnaient, leur complicité était belle,
Mais le destin en a décidé autrement, en cette cruelle nouvelle.

Le deuil de jumeaux, une douleur incommensurable,
Deux vies entrelacées, brisées, c'est insupportable.
Le vide qu'ils laissent derrière eux est immense,
Leur absence laisse dans nos cœurs une blessure intense.

Les souvenirs s'entremêlent, les moments partagés,
Les sourires, les câlins, les jeux improvisés.
Leur présence était une bénédiction, un trésor précieux,
Et maintenant, ils veillent sur nous du royaume des cieux.

Le deuil de jumeaux est une épreuve déchirante,
Mais souvenons-nous de leur amour, de leur lumière étincelante.
Ils resteront à jamais gravés dans nos pensées,
Leur héritage de joie et d'amour ne sera jamais effacé.

Dans nos cœurs, ils vivront pour toujours,
Leur amour continuera de briller, même dans les jours les plus
sombres.
Le deuil de jumeaux nous rappelle la fragilité de la vie,
Mais aussi la force de l'amour qui persiste, même après leur envol
infini.

Alors, honorons leur mémoire en vivant pleinement,
En chérissant chaque instant, en embrassant l'amour intensément.
Le deuil de jumeaux nous rappelle l'importance de chaque lien,
Et que l'amour fraternel reste éternel, malgré la séparation du
destin.

Que leur souvenir nous guide sur notre chemin,
Et que leur amour nous accompagne, jusqu'à la fin.
Dans nos cœurs, ils resteront à jamais gravés,
Les jumeaux, une étoile brillante, dans notre ciel étoilé.

61-La Force d'une Mère Face au Deuil Périnatal :

Dans l'ombre de la tristesse et de la douleur,
Une mère célibataire, forte et courageuse, s'élève.
Elle affronte seule le deuil périnatal, avec ferveur,
Son cœur brisé, mais son amour ne s'achève.

Elle porte le fardeau d'une peine incommensurable,
Chaque jour, elle fait face à l'absence et à la solitude.
Mais dans son regard, une étincelle inébranlable,
Le courage d'une mère, une force qui la guide.

Elle trouve la force de sourire malgré la douleur,
De se relever et d'avancer, pas à pas.
Dans son amour infini, elle trouve le bonheur,
Et dans sa résilience, elle montre le chemin, voilà.

Elle est une étoile qui brille dans l'obscurité,
Une source d'inspiration pour tous ceux qui la voient.
Son courage, son amour, sa détermination illuminent sa réalité,
Une mère célibataire, une héroïne qui se déploie.

Que son histoire soit entendue, que son courage soit célébré,
Une mère célibataire qui affronte le deuil périnatal avec bravoure.
Elle est une inspiration, une force à admirer,
Une preuve que l'amour maternel est un trésor qui perdure.

62-L'Union Indissoluble d'une Mère et de son Ange :

Au cœur de la souffrance, un accouchement sans vie,
Une douleur inimaginable, une tristesse infinie.
Dans le silence de la salle, la mère pleure,
Son bébé parti trop tôt, son cœur se meurt.

Les contractions déchirent son corps meurtri,
Mais aucun cri de bébé ne vient l'emplir.
Les larmes coulent, mêlant joie et chagrin,
Un moment douloureux, où l'espoir s'éteint.

Les mains des médecins, empreintes de douceur,
Accompagnent cette mère dans sa détresse et sa peur.
Malgré la tristesse, elle trouve la force de pousser,
Dans l'espoir de rencontrer son enfant tant désiré.

Le silence de la salle est brisé par un soupir,
Un bébé sans vie, mais un amour qui ne va pas finir.
La mère tient son enfant, le berce avec tendresse,
Même dans la douleur, elle lui offre sa caresse.

Dans cet instant de douleur, la mère reste forte,
Elle traverse l'obscurité avec courage et cohorte.
Son bébé ne vivra pas, mais son amour reste éternel,
Un lien indestructible, un amour maternel.

Dans cette épreuve, la mère trouve le chemin,
Pour honorer son bébé, garder son souvenir en son sein.
La douleur de l'accouchement sans vie est profonde,
Mais l'amour d'une mère pour son enfant est sans onde.

63- un ange tout la haut :

Dans les bras de la vie, un miracle prématuré,
Un petit garçon, fragile et tant désiré.
Mais le destin en a décidé autrement,
Une perte déchirante, un cœur brisé à jamais.

Trop tôt, trop fragile pour ce monde impitoyable,
Ton souffle de vie s'est envolé, inoubliable.
Les larmes coulent, l'âme est en peine,
Un amour inconditionnel qui ne connaîtra pas de reine.

Ton sourire éphémère, tes yeux remplis d'étoiles,
Des moments volés, des rêves qui s'envolent.
Dans nos bras vides, ton absence se fait sentir,
Un vide immense, une douleur à l'infini.

Mais dans nos cœurs, tu restes à jamais,
Un ange qui veille sur nous, en secret.
Ton amour brille, même dans l'obscurité,
Une étoile filante qui ne cessera jamais de briller.

Nous gardons précieusement les souvenirs,
Les instants partagés, même si courts, sont infinis.
Dans chaque battement de cœur, tu vis,
Un petit garçon qui restera notre plus grand défi.

Dans la douleur, nous trouvons la force de continuer,
De célébrer ta vie, de t'honorer à jamais.
Tu seras toujours notre petit garçon adoré,
Dans nos pensées, nos prières, à jamais chéri.

Dans l'absence, l'amour éternel demeure,
Un lien indéfectible, une connexion qui perdure.
Notre petit garçon, notre étoile du matin,
Tu seras à jamais dans nos cœurs, notre précieux destin.

64- Un hommage :

Dans l'étreinte de l'amour, un cœur qui se brise,
Un deuil périnatal, une douleur sans prise.
Un rêve interrompu, un chemin détourné,
Mais dans nos cœurs, ton souvenir restera gravé.

Un petit être si fragile, un souffle de vie éphémère,
Un amour inconditionnel qui ne peut se taire.
Tes petits pieds qui ne fouleront pas cette terre,
Mais ton âme restera avec nous, toujours sincère.

Dans nos bras vides, ton absence se fait sentir,
Un vide immense, une douleur à l'infini.
Mais dans nos pensées, tu restes à jamais présent,
Un ange veillant sur nous, un amour bienveillant.

Les larmes coulent, les souvenirs se mêlent,
Dans notre cœur, ton empreinte se révèle.
Chaque étoile dans le ciel porte ton nom,
Un rappel de ton existence, d'un amour si profond.

Dans l'ombre de la tristesse, nous trouvons la force,
De célébrer ta vie, de t'honorer, bien sûr.
Un petit ange qui brille dans notre univers,
Ton souvenir vivra toujours, dans nos cœurs sincères.

Dans les moments sombres, nous cherchons la lumière,
La force de continuer malgré la peine amère.
Tu seras toujours notre petit trésor,
Dans nos pensées, notre amour pour toi perdure encore.

Un souffle d'amour éternel, à toi nous dédions,
Un petit ange qui nous a quittés bien trop tôt, sans raison.
Dans nos cœurs, tu resteras à jamais,
Notre précieux trésor, notre amour inachevé.

65- Un cœur reformer :

Dans les doux reflets de l'éternité,
Un petit ange parle à sa maman, en vérité.
À travers les cieux, sa voix résonne,
Pour apaiser son cœur, lui offrir une douce couronne.

Maman chérie, ne pleure pas pour moi,
Je suis là, tout près de toi.
Bien que je ne puisse plus te serrer dans mes bras,
Mon amour pour toi ne s'éteindra jamais.

Je suis une étoile qui brille dans la nuit,
Guidant tes pas, te donnant force et réconfort.
Dans ton cœur, je serai toujours présent,
Une lumière d'amour qui ne s'évanouira jamais vraiment.

Regarde les papillons qui dansent dans l'air,
Ce sont mes baisers, doux et légers.
Sens le vent caresser ta joue,
C'est moi, maman, qui te fais un câlin, rien que pour toi.

Je veux que tu saches que je suis heureux,
Dans un endroit où la paix règne, où tout est merveilleux.
Je veille sur toi, je te protège chaque jour,
Mon amour pour toi est éternel, pour toujours.

Maman, je veux que tu te souviennes de moi avec joie,
De nos moments précieux, de notre amour qui ne se noie.
Je t'envoie des signes, des petits clins d'œil,
Pour te rappeler que je suis là, près de toi, toujours fidèle.

Même si nos chemins se sont séparés trop tôt,
Notre lien d'amour ne sera jamais brisé, tu le sais.
Je t'aime, maman, d'un amour infini,
Et dans ton cœur, je resterai à jamais, ton petit bébé chéri.

Dans l'ombre des étoiles, une triste mélodie résonne,
Un poème dédié au deuil périnatal, où le cœur s'abandonne.
Un bébé né trop tôt, une vie éphémère, mais si précieuse,
Nous rassemblons nos forces pour honorer son départ, avec émotion
silencieuse.

Dans un jardin de douleur, les fleurs pleurent des larmes de
tendresse,
Les papillons dansent avec grâce, portant un message de délicatesse.
Les étoiles scintillent, comme des veilleuses dans la nuit,
Nous entourant de leur amour, nous réconfortant dans notre chagrin
infini.

Les funérailles sont un dernier adieu, un moment de recueillement,
Où les mots se perdent, submergés par l'émotion et le tourment.
Les bras vides, les larmes coulent, les cœurs se serrent,
Mais dans notre tristesse, nous trouvons la force de nous soutenir,
de nous élever.

Nous entourons ce petit ange, si fragile et innocent,
Avec des mots d'amour, des prières, une présence bienveillante.
Nous lui offrons un dernier souffle de douceur, de tendresse,
L'accompagnant dans son voyage, vers un endroit où règne la
sérénité, la finesse.

Même si son temps parmi nous était trop court, trop précipité,
Nous gardons son souvenir vivant, dans nos cœurs, à jamais gravé.
Dans nos pensées, nous tissons des liens d'amour, d'attachement,
Pour que son existence, aussi brève soit-elle, ait un impact profond
et permanent.

À tous ceux qui ont vécu cette douleur incommensurable,
Nous vous entourons de notre amour, de notre soutien inébranlable.
Que la lumière de votre bébé brille à jamais, dans votre vie,
Et que vous trouviez la paix et la guérison, au fil des jours qui
s'ensuivent.

67- Un départ précipité :

Dans les bras du silence, un poème se dessine,
Sur le deuil d'une enfant, partie trop vite, si câline.
Son sourire angélique, sa présence si douce,
Nous rappellent à quel point la vie peut être si brève et si douce.

Dans nos cœurs déchirés, la tristesse s'installe,
Les souvenirs de son rire, de ses pas, nous rappellent.
Les étoiles brillent, comme des éclats de son âme,
Nous enveloppant de leur lumière, apaisant notre peine, notre
drame.

Les funérailles sont un dernier adieu, une symphonie de chagrin,
Où les mots se perdent, submergés par l'absence, le destin.
Les larmes coulent, les bras se serrent, dans un élan de tendresse,
Mais dans notre douleur, nous trouvons la force de nous relever, de
faire face à la détresse.

Nous portons son souvenir, comme une étoile dans notre nuit,
Son amour, sa présence, jamais ne s'éteindront, à l'infini.
Dans nos pensées, nous tissons des liens d'amour, d'attachement,
Pour que son existence, aussi éphémère soit-elle, ait un impact
profond et permanent.

À tous ceux qui ont perdu une enfant, un être si cher,
Nous vous entourons de notre amour, de notre soutien sincère.
Que la lumière de votre enfant brille à jamais, dans votre vie,
Et que vous trouviez la paix et la guérison, au fil des jours qui
s'ensuivent.

Dans le silence de la nuit, un poème s'éveille,
Sur le deuil d'un enfant, emporté par la maladie, si belle.
Son sourire courageux, sa force sans pareille,
Nous rappellent combien la vie peut être fragile, éphémère et
merveille.

Un combat acharné, une lutte sans relâche,
Contre ce cancer impitoyable, qui lui a pris sa vie, en un clin d'œil,
sans trêve.
Dans nos cœurs brisés, la douleur s'installe,
Les souvenirs de son courage, de sa joie, nous rappellent.

Les larmes coulent, les mots se perdent, dans un océan de tristesse,
Mais dans notre chagrin, nous trouvons la force de continuer,
d'avancer avec tendresse.
Son sourire éclatant, sa force inspirante,
Nous guident sur le chemin de la guérison, malgré la perte
déchirante.

La vie continue, mais son absence est profonde,
Son amour, sa présence, jamais ne s'éteindront, dans notre monde.
Nous portons son souvenir, comme une étoile dans notre ciel,
Pour que sa mémoire brille toujours, comme un symbole d'espoir
éternel.

À tous ceux qui ont perdu un enfant, emporté par le cancer,
Nous vous entourons de notre amour, de notre soutien sincère.
Que la force de votre enfant vous guide dans l'obscurité,
Et que vous trouviez la paix et la sérénité, dans cette épreuve si
redoutée.

Dans l'ombre de l'adolescence, une étoile s'est éteinte,
Emportant avec elle nos rêves, nos espoirs, nos craintes.
Son sourire radieux, sa passion débordante,
Nous rappellent combien la vie peut être fragile, déconcertante.

Un destin interrompu, une vie trop courte,
Nos cœurs déchirés, nos larmes qui coulent sans escorte.
Dans nos souvenirs, ton visage reste gravé,
Ton énergie, ta joie de vivre, jamais ne sera effacée.

Les jours passent, le vide persiste,
Ton absence se fait sentir, comme une brume épaisse.
Mais dans nos pensées, tu restes présent,
Un adolescent merveilleux, qui a laissé une empreinte indélébile,
éternellement.

Nous cherchons la force de continuer,
De porter ton souvenir, de t'honorer, de t'aimer.
Ton sourire éclatant, ta personnalité unique,
Nous guident sur le chemin de la guérison, malgré la douleur
tragique.

La vie continue, mais ton absence est palpable,
Ton amour, ta présence, nous manquent, inévitable.
Nous portons ton héritage, comme un flambeau,
Pour illuminer nos vies, pour que ton souvenir reste beau.

À tous ceux qui ont perdu un adolescent, une part de leur âme,
Nous vous entourons de notre amour, de notre soutien, sans
flamme.
Que la force de votre être cher vous guide dans l'obscurité,
Et que vous trouviez la paix et la sérénité, dans cette épreuve
redoutée.

Dans l'ombre de la douleur, une lueur d'espoir se dessine,
Contre le deuil périnatal, une voix s'élève et s'illumine.
Les cœurs brisés, les rêves envolés, la tristesse qui étreint,
Mais ensemble, nous trouvons la force de nous relever, de ne pas
céder au chagrin.

Dans chaque larme versée, une étoile brille dans le ciel,
Un ange parti trop tôt, mais dont l'amour est éternel.
Nous honorons ces vies fragiles, ces âmes précieuses,
Leur empreinte dans nos cœurs, jamais ne sera silencieuse.

Le deuil périnatal, une épreuve déchirante et injuste,
Mais nous nous unissons, nous soutenons, nous ajustons.
Nous partageons les souvenirs, les moments de tendresse,
Pour que ces petits anges ne soient jamais oubliés dans la détresse.

Dans nos bras vides, la force de l'amour persiste,
Nous portons leur héritage, leur existence qui subsiste.
Nous brisons le silence, nous parlons de leur histoire,
Pour que le deuil périnatal ne soit plus un sujet dans le noir.

À tous ceux touchés par cette douleur sans pareille,
Nous vous entourons de notre amour, de notre soutien sans pareil.
Que la compassion et la compréhension vous entourent,
Et que la mémoire de vos anges brille toujours.

Dans l'ombre d'un destin brisé, une jeune fille courageuse,
À seulement 15 ans, elle fait face à une épreuve douloureuse.
Le deuil périnatal, une réalité cruelle et déchirante,
Mais elle trouve la force de rester forte, malgré la souffrance.

Son cœur est lourd, rempli de chagrins et de peine,
Mais elle se bat chaque jour, même si la douleur est extrême.
Elle se souvient des moments partagés, des rires et des sourires,
Et elle garde ces souvenirs précieux, pour ne jamais les laisser partir.

Elle pleure la perte d'un être cher, d'un futur qui ne sera pas,
Mais elle trouve du réconfort dans l'amour qui l'entoure, pas à pas.
Elle sait que son chemin sera difficile, semé d'obstacles et de
tourments,
Mais elle reste debout, prête à affronter chaque moment.

Dans les ténèbres du deuil périnatal, elle trouve une lueur d'espoir,
Elle apprend à accepter, à guérir et à se reconstruire, sans le voir.
Elle sait que son être cher veille sur elle, de là-haut,
Et elle trouve la force de continuer, malgré les doutes.

À travers la tristesse et la douleur, elle grandit en force et en
sagesse,
Elle devient une source d'inspiration, une étoile dans la détresse.
Le deuil périnatal ne la définira pas, elle est bien plus que cela,
Une jeune fille courageuse, qui surmonte chaque épreuve, voilà.

72-Un Souffle d'Amour : L'Hommage à une Jeune Fille Emportée par le Deuil Périnatal

Dans l'ombre d'un destin brisé, une jeune âme s'est envolée,
Une adolescente de 15 ans, partie trop tôt, dans la douleur plongée.
Le deuil périnatal, une épreuve cruelle et déchirante,
Mais nous partageons ta peine, dans cette tristesse accablante.

Ton sourire radieux, ta joie de vivre éclatante,
Maintenant tu es une étoile qui brille, une présence réconfortante.
Dans nos cœurs, tu restes à jamais gravée,
Une lumière qui guide, une force qui ne peut être effacée.

Les rires partagés, les rêves inachevés,
Nous gardons précieusement ces souvenirs, pour l'éternité.
Ton absence laisse un vide immense, une douleur profonde,
Mais nous nous soutenons mutuellement, dans cette épreuve qui
nous inonde.

Nous pleurons ta perte, mais nous célébrons aussi ta vie,
Une adolescente courageuse, pleine d'amour et de folies.
Ton héritage restera, une inspiration pour nous tous,
À travers le deuil périnatal, nous trouvons la force de nous
reconstruire, debout.

Dans nos pensées, tu seras toujours présente,
Une étoile brillante, une âme innocente.
Le deuil périnatal est une épreuve difficile à traverser,
Mais ensemble, nous trouvons la force de continuer à avancer.

Dans les bras de l'espoir, une grossesse tardive a commencé,
Une aventure unique, des rêves à réaliser, une famille à agrandir.
Mais le destin en a décidé autrement, dans la tristesse nous sommes plongés,
Un deuil périnatal, une épreuve douloureuse, difficile à surmonter.

La joie et l'excitation ont laissé place à la peine,
Un bébé tant attendu, maintenant une étoile dans le ciel, à jamais sereine.
La grossesse gériatrique, une route semée d'obstacles et de défis,
Mais l'amour et l'espoir étaient présents, jusqu'au dernier souffle de vie.

Les espoirs brisés, les rêves envolés,
Nous pleurons cette perte, dans la douleur nous sommes plongés.
Une grossesse tardive, une histoire qui se termine tragiquement,
Mais nous nous soutenons mutuellement, dans cette épreuve qui nous accable.

Les bras vides, les larmes coulent à flot,
Mais nous gardons en mémoire l'amour que nous avons connu, si beau.
Dans nos cœurs, tu resteras à jamais gravé,
Un ange qui veille sur nous, une présence qui ne peut être effacée.

Le deuil périnatal est une épreuve déchirante à traverser,
Mais ensemble, nous trouvons la force de nous relever.
Nous honorons la vie qui a été, même si elle a été brève,
Et nous nous soutenons les uns les autres, dans cette tristesse qui nous enlève.
Que la mémoire de cet être cher reste vive,
Un amour qui ne s'éteindra jamais, une étoile qui brille et qui guide.
Dans nos pensées, tu seras toujours présent,
Un symbole d'amour et de courage, un lien indéfectible et puissant.

Dans les bras du deuil, le père tient sa place,
Un cœur brisé, une douleur profonde qu'il embrasse.
Dans ce deuil périnatal, il partage la peine,
Avec la mère, ensemble, ils affrontent la détresse et la peine.

Le père, souvent oublié dans cette épreuve si dure,
Mais son amour et sa douleur sont tout aussi purs.
Il pleure en silence, il se bat avec force,
Pour honorer la mémoire de cet enfant, si précieux, si intense.

Il soutient la mère, la console dans sa douleur,
Il lui offre son épaule, son amour, sa chaleur.
Il partage les souvenirs, les moments de joie passés,
Et ensemble, ils trouvent la force de continuer à avancer.

Dans le deuil périnatal, le père est un pilier,
Il porte le fardeau de la tristesse avec dignité.
Il pleure la perte de son enfant, de ses rêves brisés,
Mais il reste fort, pour sa famille, pour l'amour partagé.

Le père mérite d'être reconnu, écouté, soutenu,
Dans cette épreuve, il est un roc, un homme résolu.
Son amour pour son enfant ne connaît pas de limite,
Et dans le deuil périnatal, il reste un père, un guide.

Que le père trouve du réconfort dans son rôle,
Dans les souvenirs partagés, dans son amour qui console.
Il est un parent, même si son enfant n'est plus là,
Et son amour pour lui brille toujours, comme une étoile au-delà.

75-Unis dans l'Adversité : La Force de la Famille face au Deuil Périnatal

Dans la douleur d'un deuil périnatal, la famille est unie,
Chacun ressent la peine, les larmes, l'infini.
Pas seulement la mère, mais tous les membres touchés,
La douleur partagée, les cœurs brisés.

Le père, la mère, les frères et les sœurs,
Tous ressentent la perte, la tristesse qui les effleure.
Les grands-parents, les amis, tous sont touchés,
Par la douleur d'un rêve qui s'est envolé.

Les larmes coulent, les silences se font lourds,
La famille se serre, se soutient avec amour.
Chacun porte sa peine, sa douleur unique,
Mais ensemble, ils trouvent la force magique.

Les souvenirs précieux, les moments partagés,
Ils les chérissent, dans leurs cœurs, gravés.
La famille se soutient, se console mutuellement,
Dans cette épreuve, ils restent solidaires, éternellement.

La douleur d'un deuil périnatal est immense,
Elle transcende les liens, les frontières, l'existence.
Mais dans cette douleur, la famille trouve un lien,
Un amour profond, qui les unit, qui les retient.

Que la famille trouve la force de guérir ensemble,
De traverser cette épreuve, sans jamais se désassembler.
Dans leur douleur, qu'ils se soutiennent sans fin,
Car l'amour familial est un baume divin.

www.ingramcontent.com/pod-product-compliance
Lightning Source LLC
Chambersburg PA
CBHW080854250726
48663CB00004B/466